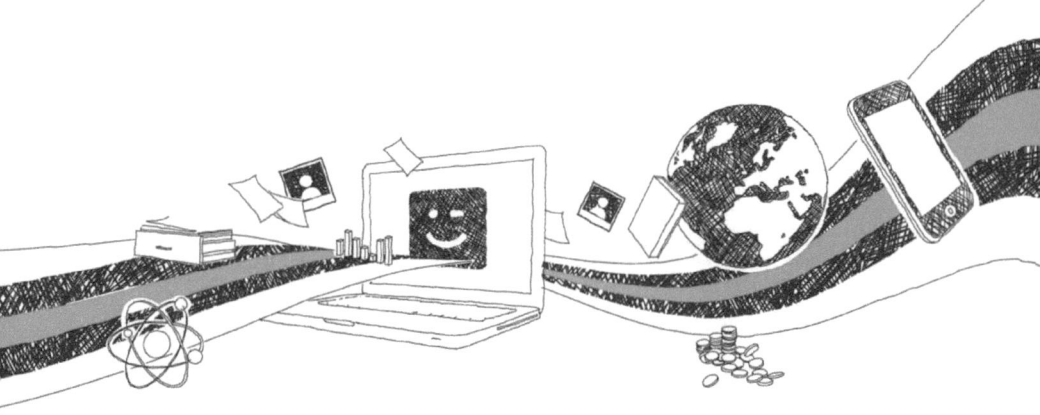
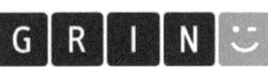

Florian Mallmann

Gesundheitsselbsthilfegruppen

GRIN Verlag

Bibliografische Information der Deutschen Nationalbibliothek:

Die Deutsche Bibliothek verzeichnet diese Publikation in der Deutschen National-
bibliografie; detaillierte bibliografische Daten sind im Internet über http://dnb.d-
nb.de/ abrufbar.

Impressum:

Copyright © 2008 GRIN Verlag GmbH
Druck und Bindung: Books on Demand GmbH, Norderstedt Germany
ISBN: 978-3-640-43241-7

Dieses Buch bei GRIN:

http://www.grin.com/de/e-book/135786/gesundheitsselbsthilfegruppen

GRIN - Your knowledge has value

Der GRIN Verlag publiziert seit 1998 wissenschaftliche Arbeiten von Studenten, Hochschullehrern und anderen Akademikern als eBook und gedrucktes Buch. Die Verlagswebsite www.grin.com ist die ideale Plattform zur Veröffentlichung von Hausarbeiten, Abschlussarbeiten, wissenschaftlichen Aufsätzen, Dissertationen und Fachbüchern.

Besuchen Sie uns im Internet:

http://www.grin.com/

http://www.facebook.com/grincom

http://www.twitter.com/grin_com

Florian Mallmann:

Gesundheitsselbsthilfegruppen

Hausarbeit im Fach:

Gesundheitsökonomik und Ökonomik der Sozialen Sicherung

Vorgelegt in der Diplomprüfung im Studiengang Gesundheitsökonomie

Der Wirtschafts- und Sozialwissenschaftlichen Fakultät
der Universität zu Köln

Köln 2009

Inhaltsverzeichnis

Abbildungsverzeichnis

Tabellenverzeichnis

1. Einleitung

Die Gesundheitssysteme westlicher Industriegesellschaften werden zunehmend mit zwei Problemen konfrontiert.

Auf der einen Seite wächst der Bedarf an medizinischer Versorgung aufgrund eines Wandels der Morbiditätsstruktur. Es kommt hinzu, dass die Leistungsfähigkeit der primärsozialen Netzwerke wie z.B. Familie und Nachbarschaft weiter abnimmt.

Auf der anderen Seite stehen den Gesundheitssystemen u.a. durch den Anstieg der Behandlungskosten zunehmend weniger finanzielle Ressourcen zur Verfügung. Zur Bewältigung können auf der einen Seite die Reorganisation und qualitative Verbesserung der Versorgung sowie ihrer Finanzierung und auf der anderen Seite die Senkung des Bedarfs an medizinischen Leistungen genannt werden.[1]

Die Selbsthilfe hat sich vor allem in den letzten Jahren zu einem wichtigen Bestandteil der gesundheitlichen Versorgung entwickelt und leistet einen wichtigen Beitrag zur Versorgung Betroffener außerhalb des professionellen Dienstleistungssektors. Sie kann durch ihre Stärkung von Eigenverantwortung und Teilhabe der Betroffenen eine Reduktion der Inanspruchnahme von medizinischen Leistungen bewirken. Ebenso leistet sie psychologische Unterstützungen, die in diesem Ausmaß nicht vom professionellen System getragen werden können.[2]

Ziel dieser Arbeit ist die Darstellung der gesundheitsbezogenen Selbsthilfe und ihrer besonderer Merkmale. Neben der Arbeitsweise werden die überregionalen verbandlichen Strukturen der Selbsthilfe in Deutschland vorgestellt und deren Zusammenhänge erläutert. Nach allgemeinen Erläuterungen wird anhand einer Studie speziell die Informiertheit der Bevölkerung dargestellt, um Aktivierungspotentiale für das Engagement in Selbsthilfegruppen aufzuzeigen.

Eine zweite Studie zeigt den aktuellen Stand der Kooperationen zwischen Selbsthilfegruppen und Ärzten.

---

[1] Vgl. Borgetto (2004) S. 22.
[2] Vgl. GBE (2004), S. 20.

2. Selbsthilfe

Selbsthilfe bezeichnet eine Form des bürgerschaftlichen Engagements bei dem sich Bürger solidarisch für das eigene Wohl und/oder das Wohl anderer einsetzen. Es handelt sich um ehrenamtliche Tätigkeit in selbstorganisierten Kleingruppen, die sich aus verschiedensten sozialen Verbindungen herausbilden können.[3]

„Selbsthilfe läßt sich, wie andere Formen des freiwilligen Engagements, jenseits der primären sozialen Netze (Verwandte, Nachbarn, Freunde) und diesseits der professionellen Dienstleistungssysteme verorten".[4] Eine Kooperation mit professionellen Akteuren in Rahmen beratender Funktion und Fachvorträgen ist jedoch nicht ausgeschlossen. Als allgemeine Ziele der Selbsthilfe sind Selbstveränderung, Selbstmanagement und eine Stärkung der Eigenkompetenz zu nennen.[5] Die Selbsthilfe leistet ihre Arbeit komplementär zur Arbeit des Staats in Problembereichen bei denen der Staat nicht in der Lage ist seine Kernaufgaben ausreichend zu erfüllen. [6]

2.1 Gesundheitliche Selbsthilfe

Aufgrund der aktuell geschätzten Anzahl von 70.000 bis 100.000 Selbsthilfegruppen mit mehr als 3 Mio. Mitgliedern aus den unterschiedlichsten Themenbereichen fällt eine eindeutige Zuordnung von Selbsthilfegruppen zum Bereich der Gesundheitsselbsthilfegruppen meist schwer.[7]

Der Begriff der gesundheitlichen Selbsthilfe meint in diesem Zusammenhang jedoch alle individuellen und kollektiven Handlungsformen, die der Vorbeugung und besseren Bewältigung von Befindlichkeitsstörungen und Krankheiten dienen, ohne dass professionelle Dienste der Gesundheitsversorgung hinzugezogen werden.[8] Eine Kooperation mit professionellen Akteuren in Form von Fachvorträgen oder allgemeiner Beratung wird jedoch nicht ausgeschlossen (Vgl. Kapitel 4.2).[9]

Unter individueller Selbsthilfe wird in diesem Zusammenhang die Hilfe zur Bewältigung eines Zustands im Rahmen natürlicher sozialer Gebilde wie der Familie

---

[3] Vgl. Braun (1997), S. 12.
[4] Braun (1997), S. 13.
[5] Vgl. Braun (1997), S. 12.
[6] Vgl. Olk (1996), 119.
[7] Vgl. GBE (2004), S. 7, DAGSH (2008), S. 13.
[8] Vgl. Badura (1983), S. 10.
[9] Vgl. Braun (1997), S. 12.

oder innerhalb eines Haushalts verstanden.[10] Individuelle Selbsthilfe umfasst somit neben Selbstdiagnose, -behandlung, und -medikation auch die Versorgung und Pflege hilfsbedürftiger Angehöriger.[11]

Findet die Selbsthilfe im Rahmen eigens zu diesem Zweck geschaffener Gruppierungen statt so wird von kollektiver Selbsthilfe gesprochen.[12] Im Folgenden wird daher speziell die kollektive Selbsthilfe in Form von Gesundheitsselbsthilfegruppen betrachtet.

2.2 Merkmale und Arbeitsweise von Gesundheitsselbsthilfegruppen

Das erste und entscheidende Merkmale von Selbsthilfegruppen und somit auch der Gesundheitsselbsthilfegruppen besteht in ihrem Handeln in „eigener Sache". Diese Selbstbetroffenheit macht den Unterschied zwischen Selbsthilfegruppen und anderen Initiativen aus. Des Weiteren lässt sich aus diesem Prinzipien schließen, dass alle Teilnehmer gleichgestellt sind und kein Mitglied anderen vorgesetzt ist. Eine freiwillige, eigenverantwortliche und gegenseitige aktive Zusammenarbeit bildet daher den Grundsatz dieser Gruppen. Die Gruppen treffen sich über einen längeren Zeitraum einmal wöchentlich zu zwei- bis dreistündigen Treffen.[13]

Gesundheitsselbsthilfegruppen bestehen meist aus 6 bis 12 Mitgliedern, da bei einer geringeren Zahl von Mitgliedern die Gefahr des Zerfalls der Gruppe besteht. Ebenso ist auch die maximale Anzahl der Mitglieder geregelt, um die persönlichen Bindungen und Interaktionen innerhalb der Gruppe nicht zu gefährden.[14]

Die Mitwirkung professioneller Helfer ist auf ein geringes Maß beschränkt und es herrscht keinerlei Gewinnorientierung. Vorherrschend ist das Ziel der gemeinsamen Selbst- und/oder Sozialveränderung.[15]

Vor allem im Bereich der Gesundheitsselbsthilfe treten neben der Verarbeitung von persönlichen Problemen und Gefühlen, die Information, die Beratung und der Erfahrungsaustausch im Umgang mit einer Krankheit in den Vordergrund. Es wird auf gegenseitiger Basis die Fachkompetenz jedes einzelnen Teilnehmers verbessert. Zum Teil bilden sich innerhalb der Gruppen Kompetenzgruppen[16] heraus, welche

---

[10] Vgl. Borgetto (2004), S. 79.
[11] Vgl. GBE (2004) S. 8.
[12] Vgl. Borgetto (2004), S. 80.
[13] Vgl. Moeller (1996), S. 93–95.
[14] Vgl. Moeller (1984), S. 18.
[15] Vgl. v. Ferber (1987), S. 80.
[16] Bei genauerer Betrachtung der „Laien" stellt sich heraus, dass sie über ein sehr spezialisiertes Fachwissen im Bezug auf die eigene Krankheit verfügen. Vgl. Huber (1994), S. 15.

wiederum ihr spezielles Fachwissen an die anderen Mitglieder weitergeben. Diese Informationen erstrecken sich nicht nur auf die Krankheit und deren Bewältigung, sondern erfassen auch das institutionalisierte Versorgungssystem in Form von relevanten Informationen über Ärzte, Gruppen und Institutionen, mit denen gute Erfahrungen gemacht wurden. Dennoch bleiben emotionale Unterstützung sowie Kontakt und Geselligkeit auch in der Gesundheitsselbsthilfe wichtige Faktoren, da viele Mitglieder aufgrund ihrer Erkrankung zur Teilhabe am alltäglichen gesellschaftlichen Leben nicht mehr fähig sind. Diese nicht problemgerichteten Aktivitäten von Gesundheitsselbsthilfegruppen können alle Formen der Freizeitbeschäftigung wie z.B. Sport und Ausflüge umfassen.[17]

Empirisch lassen sich neben den beschriebenen Kleingruppen mit reinem Selbstbezug auch Gruppen mit anderen Ausrichtungen unterscheiden. Hierbei handelt es sich um sogenannte außenorientierte Selbsthilfegruppen, die neben der Selbsthilfe in der Gruppe auch die Beratung und Interessenvertretung außenstehender Betroffener leisten. Ebenso soll die Öffentlichkeit auf die Anliegen der Betroffenen aufmerksam gemacht werden. Bei dieser Form werden die beschriebenen Mitgliederzahlen überschritten, da neben Betroffenen auch Interessierte, Angehörige und Freunde mitwirken.

Letztendlich ist die strikte Unterscheidung zwischen diesen beiden Formen nicht eindeutig möglich, da die Gruppen eng miteinander arbeiten und zum Teil auch starke Übereinstimmungen in ihren gewählten Aufgabenfeldern bestehen.[18]

2.3 Motive zur Teilnahme und Arbeit in Gesundheitsselbsthilfegruppen

Die Motive zur Arbeit in Gesundheitsselbsthilfegruppen lassen sich in vier Dimensionen unterteilen. Diese Dimensionen können wie folgt benannt werden:

1. Bewältigung der Krankheitsbelastung
2. Allgemeiner Kompetenzerwerb im Umgang mit der Krankheit
3. Hilfe zur Bewältigung von Mängeln des professionellen Systems
4. Hilfe zur Bewältigung von Mängeln der primären sozialen Netzwerke

Die Bewältigung der Krankheitsbelastung ist das zentrale Motiv für den Eintritt in eine Selbsthilfegruppe. Die Betroffenen erwarten einerseits eine Besserung im Umgang

---

[17] Vgl. Badura (1983), S. 18 f.
[18] Vgl. Braun (1997), S. 16-19.

mit ihren Krankheitserscheinungen und wollen andererseits den alltäglichen Umgang mit der Krankheit zusammen mit anderen Betroffenen verbessern.

Ein vor allem in Gesundheitsselbsthilfegruppen vorhandenes Beitrittsmotiv stellt der Kompetenzerwerb im Bezug auf Kenntnis, Information und Verhaltensweisen im Umgang mit der Krankheit dar. Der von Teilnehmern wahrgenommene Kontrollverlust gegenüber dem professionellen System kann auf diese Weise am besten überwunden werden. Den Teilnehmern ist es wichtig mit Hilfe fachlicher Kompetenz ein Mitspracherecht im Rahmen ihrer eigenen Behandlung zu erwerben. Zusätzlich kann eine effektivere Nutzung des Gesundheitssystems erreicht werden.[19]

Das Motiv der Hilfe zur Bewältigung von Mängeln des professionellen Systems hängt eng mit dem Motiv des Kompetenzerwerbs zusammen. Die Betroffenen haben zunehmend erkannt, dass das professionelle System nicht all ihre Probleme zu lösen vermag. Sie erwarten daher im Rahmen der Gruppenarbeit Informationen über aktuelle Studien und deren Ergebnisse vor allem in Bezug auf neue Behandlungsverfahren für die gegenwärtig eine medizinische Standardtherapie fehlt.[20]

Die Hilfe zur Bewältigung von Mängeln der primären sozialen Netzwerke spielt zwar in Gesundheitsselbsthilfegruppen eine untergeordnete Rolle, wird jedoch vor allem dann zentrales Motiv, wenn die Hilfe durch das primäre soziale Netzwerk nicht mehr gewährleistet werden kann und dieses Defizit nicht ausreichend vom professionellen Versorgungsgeschehen ausgeglichen wird.

Nach Betrachtung der beschriebenen Beitrittsmotive wird deutlich, dass Gesundheitsselbsthilfegruppen neben dem Ziel der besseren Krankheitsbewältigung auch weiter reichende Ziele verfolgen.[21]

2.4 Moderne Formen der Gesundheitsselbsthilfe

Unter den modernen Formen der Gesundheitsselbsthilfe versteht man die verschiedenen Verbreitungs- und Nutzungsmöglichkeiten der Präsenz und Kommunikation im Internet. Diese Möglichkeiten werden in Form von Foren, Chats, E-Mail-Beratung und Informationsseiten ohne Beratungsangebot im Internet angeboten.[22] Letzteres wird vorrangig von Selbsthilfekontaktstellen (Vgl. 3.3) und

---

[19] Vgl. v. Ferber (1987), S. 87-90.
[20] Vgl. Röhrig (1991), S. 3.
[21] Vgl. v. Ferber (1987), S. 90.
[22] Vgl. Teschke (2008), S. 44.

Selbsthilfeorganisationen (Vgl. 3.1) angeboten, welche auf ihren Seiten über die Arbeit der bestehenden örtlichen Selbsthilfegruppen informieren und bei Bedarf den Kontakt herstellen. Neben den beschriebenen Informationsseiten existieren zudem auch Internetforen, die sich mit der Hilfe zur Bewältigung einer spezifischen Krankheit beschäftigen.[23] Betroffene finden in diesen Foren primär Ansprechpartner denen sie ihre sozialen Probleme und ihre körperlichen Beeinträchtigungen mitteilen können. Andere Betroffene haben dann die Möglichkeit auf diese Einträge zu antworten. Generell nähert sich dieses Vorgehen der realen Arbeit in Gesundheitsselbsthilfegruppen an.[24]

3. Strukturen der Selbsthilfe in Deutschland

Unter dem Begriff der Strukturen der Selbsthilfe in Deutschland werden alle Organisationsformen von Selbsthilfegruppen verstanden, welche sich aus der kleinsten Einheit, der einzelnen Selbsthilfegruppe, herausbilden können.

3.1 Selbsthilfeorganisationen

Unter Selbsthilfeorganisationen versteht man eine Organisationsform der Selbsthilfe die vorrangig mit der überregionalen Interessenvertretung beauftragt ist. Wie die zugehörigen Selbsthilfegruppen arbeiten die Selbsthilfeorganisationen themen- bzw. indikationsspezifisch.[25] Sie zeichnen sich durch meist größere Mitgliederzahlen und einen ausgeprägten Vereinscharakter aus, welcher sich auch in den formalisierten Verwaltungs- und Arbeitsabläufen widerspiegelt. Häufig besteht zusätzlich enger Kontakt zu professionellen Leistungserbringern die zum Teil auch Mitglied in der entsprechenden Organisation sind, da die Mitgliedschaft in einer Selbsthilfeorganisation keine Betroffenheit von der spezifischen Belastung voraussetzt. Selbsthilfeorganisationen erbringen neben der Unterstützung der Selbsthilfegruppen auch gegenüber Nichtmitgliedern Beratungs- und Unterstützungsleistungen und helfen diesen bei der Gründung neuer Gesundheitsselbsthilfegruppen.[26]

Ein wichtiger Faktor zur Abgrenzung von Selbsthilfeorganisationen sowie anderen Organisationsformen ist die mehrheitliche Leitung durch Betroffene und die nur

---

[23] Vgl. Thiel (2000), S. 4.
[24] Vgl. Schielein et al. (2007), S. 29.
[25] Vgl. GBE (2004), S. 17.
[26] Vgl. Borgetto (2004), S. 84-85.

gering ausgeprägte Mitarbeit hauptamtlicher Angestellter. Generell ist der Übergang von Selbsthilfegruppen zu Selbsthilfeorganisationen fließend, weshalb keine eindeutige Differenzierung möglich ist.[27]

3.2 Selbsthilfeverbände

Die erläuterten Selbsthilfeorganisationen sind ihrerseits Mitglieder eines der drei Spitzenverbände, welche sich einem umfassenden Themenbereich widmen, jedoch indikationsspezifische Untergliederungen anbieten.[28] Abbildung 1 (s. Anhang) zeigt schematisch die unterschiedlichen Organisationsebenen.

Von den angegebenen ca. 355 Selbsthilfeorganisationen handelt es sich bei ca. 70%[29] um gesundheitsbezogene Selbsthilfeorganisationen. Diese sind den zwei gesundheitsrelevanten Spitzenverbänden „Der Paritätischen Wohlfahrtsverband" und der „Bundesarbeitsgemeinschaft Selbsthilfe von Menschen mit Behinderung und chronischer Erkrankung und ihren Angehörigen e.V." angeschlossen. Zusammen mit der „Deutschen Hauptstelle für Suchtfragen e.V.", welche suchtbezogene Selbsthilfeorganisationen vertritt und der „Deutschen Arbeitsgemeinschaft Selbsthilfegruppen" (DAG SHG), welche Träger der Selbsthilfekontaktstellen (Vgl. Abschnitt 3.3) ist, stellen diese die Spitzenorganisationen zur Wahrnehmung der Interessen der Selbsthilfe gemäß § 20 c SGB V dar (Vgl. Abschnitt 3.5).

3.3 Selbsthilfekontaktstellen

Die Aufgaben von Selbsthilfekontaktstellen liegen in der allgemeinen Unterstützung von Selbsthilfegruppen bei deren Arbeit und Verbreitung. Sie sind örtlich, regional und vereinzelt auch bundesweit tätig und beschäftigen im Gegensatz zu anderen Einrichtung der Selbsthilfe hauptamtliches Personal. Sie stellen somit eine professionelle Unterstützung in allen Themen- und Indikationsbereichen der Selbsthilfelandschaft dar.[30] Ihr Aufgabenprofil kann in vier Bereiche gegliedert werden. Ihre erste Aufgabe besteht in der Organisation und Dokumentation der Selbsthilfearbeit. Sie halten Informationen über bestehende Selbsthilfegruppen und deren Ansprechpartner für Interessenten bereit. Ebenso kümmern sie sich im Bedarfsfall um die nötigen Räumlichkeiten für Gruppensitzungen.[31] Als zweite

---

[27] Vgl. GBE (2004), S. 18.
[28] Vgl. Borgetto 2004), S. 161.
[29] Thiel (2007), S. 20.
[30] Vgl. GBE (2004), S. 18.
[31] Vgl. Braun (1994), S. 33.

Aufgabe gilt die Öffentlichkeitsarbeit und allgemeine Selbsthilfeunterstützung. Dies beinhaltet zum einen Pressearbeit und Organisation von Informationstagen, zum anderen auch die Information der Selbsthilfegruppen über neue Förderungsmöglichkeit und deren Inanspruchnahme. Zusätzlich vermitteln sie selbsthilfebezogene Weiterbildungsangebote an interessierte Mitglieder.[32]

Ihre dritte Aufgabe besteht darin, interessierte Bürger über das Angebot und dessen bestmögliche Nutzung zu informieren. Die angestellten Selbsthilfeberater streben in diesem Rahmen keine therapeutische Wirkung an, sondern versuchen das Selbsthilfepotential der Interessenten zu aktivieren. Ihnen werden vorhandene Selbsthilfegruppen empfohlen oder Hilfen bei der Gründung neuer Gruppen bereitgestellt.[33] Als vierter Aufgabenbereich wird die Verknüpfung der Gesundheitsselbsthilfe mit dem professionellen Gesundheitssektor gesehen. Die Selbsthilfekontaktstellen streben Kooperationen in Form von ehrenamtlichen Fachvorträgen und die Vermittlung betroffener Patienten in die Selbsthilfegruppen an. Die bekannteste der aktuell ca. 271 Selbsthilfekontaktstellen ist die bundesweit tätige „Nationale Kontakt- und Informationsstelle zur Anregung und Unterstützung von Selbsthilfegruppen" (NAKOS). Sie wird von der in Abschnitt 3.3 genannten DAG SHG getragen. Die DAG SHG als deutsche Fachverband für Selbsthilfekontaktstellen empfiehlt eine Vorhaltung von 2,5 Selbsthilfeberatern pro 200.000 bis 500.000 Einwohnern einer Region.[34] Mehr als 60% der vorhandenen Selbsthilfekontaktstellen werden von freien Trägern wie Wohlfahrtsverbänden und kleineren Vereinen getragen und finanziert.[35]

3.4 Förderung der Gesundheitsselbsthilfe

Als sinnvolle Fördermaßnahmen haben sich vor allem drei Unterstützungsinstrumente als geeignet erwiesen.

Eines der drei zentralen Instrumente zur Förderung von Selbsthilfegruppen[36] ist die direkte Unterstützung einzelner Gruppen durch finanzielle Mittel wie die Kostenübernahme von Raummieten und Materialien. Dies erfolgt zumeist durch örtliche Zuschussgeber und Förderer.[37] Ergänzt wird die direkte Förderung durch die

---

[32]Vgl. Braun (1997), S. 117.
[33] Vgl. Braun (1997), S. 36.
[34] Vgl. GBE (2004), S. 20.
[35] Vgl. Thiel (2007), S. 11.
[36] Auch die „drei Säulen der Selbsthilfeunterstützung", Braun (1989), S. 17.
[37] Vgl. Braun (1994), S. 29.

finanzielle Förderung durch die Bereitstellung von Fördermitteln aus den Haushalten der Länder sowie aus den Einnahmen der Sozialversicherungen.[38]

Das zweite Instrument stellt die infrastrukturelle Unterstützung durch Selbsthilfekontaktstellen dar, die durch ihre in Abschnitt 3.3 geschilderten Aufgaben Hilfe leisten, zusätzlich Räumlichkeiten bereitstellen und Informationsveranstaltungen organisieren kann.[39]

Als drittes Instrument ist die institutionelle Förderung zu nennen. Darunter werden Beteiligungsformen verstanden, die den Selbsthilfeorganisationen die Einwirkung auf kommunalpolitische Entscheidungsträger ermöglichen. Neben der Beantragung von Hilfen steht hier die Information und Schaffung eines selbsthilfefreundlichen „Klimas" im Vordergrund.[40]

3.5 Förderung der Selbsthilfe gemäß § 20 c SGB V

Der § 20 c SBG V regelt die Förderung von gesundheitsbezogenen Selbsthilfegruppen durch die gesetzlichen Krankenversicherungen. Der Spitzenverband der Krankenkassen formuliert in Abstimmung mit Vertretern der Kassenärztlichen Bundesvereinigung sowie Vertretern der, in Abschnitt 3.2 erläuterten, für die Wahrnehmung der Interessen der Selbsthilfe maßgeblichen Spitzenorganisationen, ein Verzeichnis der Krankheiten und gesundheitlichen Einschränkungen, die als im Rahmen der gesundheitlichen Prävention und Rehabilitation förderungswürdig sind. Für einen Förderungsanspruch müssen Selbsthilfekontakten in diesem Kontext themen-, bereichs-, und indikationsübergreifend tätig sein.

Die Fördermittel in Höhe von aktuell 0,56 € pro Versicherten werden zur Hälfte in einem kassenartenübergreifenden Gemeinschaftsfonds[41] eingezahlt. Die Auszahlung bzw. Gewährung der Förderung an anspruchsberechtigte Organisationen geschieht anschließend in Absprache der im ersten Absatz genannten Vertreter.

Die andere Hälfte des Förderbudgets kann jede Krankenversicherung unabhängig für individuelle Projekte zur Schaffung oder Unterstützung von Gesundheitsselbsthilfegruppen vergeben. Der signifikante Unterschied zwischen § 20 Abs. 4 und dem zum 01.01.2008 in Kraft getretenen § 20 c SGB V besteht in

---

[38] Vgl. GBE (2004), S. 26.
[39] Vgl. Braun (1997), S. 256.
[40] Vgl. Braun (1997), S. 258.
[41] Unabhängig vom Gesundheitsfonds.

einer neu eingeführten „Pflichtbestimmung", welche den Gemeinschaftsfonds und die einzelnen Krankenversicherungen ausdrücklich zur Ausschüttung des gesamten Förderbudget verpflichtet. Die Summe der Fördermittel bzw. der monatliche Betrag je Versichertem wird gemäß § 18 Abs.1 SGB IV jährlich angepasst.[42]

4. Ausgewählte empirische Studien

4.1 Beteiligung und Informiertheit in Deutschland

Nachdem in Abschnitt 2.3 die Motive für die Teilnahme an einer Gesundheitsselbsthilfegruppe genannt wurden soll nun anhand des telefonischen Gesundheitssurveys des Robert Koch Instituts aus dem Jahr 2003 die Beteiligung und Informiertheit an bzw. über die Selbsthilfearbeit erläutert werden. Eine Studie aus dem Jahr 1981[43] und eine Schätzung aus 1995[44] sind zwar nicht direkt vergleichbar, bestätigen jedoch den Anstieg der Selbsthilfebeteiligung von 3,3% auf 4,2%. Vor dem Hintergrund dieses Anstiegs soll die folgende Studie daher Erkenntnisse über die Höhe des vorhandenen Aktivierungspotentials für das Engagement in Selbsthilfegruppen liefern.[45]

4.1.1 Methodisches Vorgehen

Im Zeitraum von September 2002 bis März 2003 wurde im Rahmen des ersten telefonischen Gesundheitssurveys eine Stichprobe der erwachsenen, deutschsprachigen Wohnbevölkerung in Privathaushalten mir Festnetzanschluss befragt. Den computerassistierten telefonischen Interviews lag ein umfassender Fragebogen zu Krankheiten, gesundheitlichem Verhalten, Inanspruchnahme und soziodemografischen Merkmalen zugrunde. Die 8318 auswertbaren Datensätze wurden zusätzlich mit Anpassungsgewichtungen versehen, um Haushaltsgrößen und Bevölkerungsstruktur zu berücksichtigen. Zur Differenzierung nach Sozialschicht wurde der Winkler-Index[46] verwendet.[47]

Der Fragebogen enthielt drei grundlegende Fragen zur Gesundheitsselbsthilfe:

    1.) Haben Sie sich schon einmal über Selbsthilfegruppen informiert?

---

[42] Vgl. § 20 c SGB V (Stand 11/2007)
[43] „Bielefelder Studie", vgl. v. Ferber (1987).
[44] Hochrechnungen im Rahmen der Etablierung von Selbsthilfekontaktstellen als selbsthilfeunterstützende Infrastruktureinrichtungen.
[45] Vgl. Gaber, Hundertmark-Mayser (2005), S.621.
[46] Siehe Anhang 3.
[47] Vgl. Gaber, Hundertmark-Mayser (2005), S. 622.

2.) Haben sie schon einmal wegen Ihrer eigenen oder der Gesundheit eines anderen an einer Selbsthilfegruppe teilgenommen?

3.) a.) War das wegen Ihrer eigenen Gesundheit?

b.) War das wegen der Gesundheit eines anderen?

Quelle: Gaber, Hundertmark-Mayser (2005), S. 623.

4.1.2 Ergebnisse der Befragung

Im ersten Teil der Auswertung wurden die Ergebnisse auf ihre Unterschiede in Alter und Geschlecht untersucht. Es gaben insgesamt 8,9% der befragten Personen an bereits einmal an einer Selbsthilfegruppe teilgenommen zu haben. Dieser Anteil wächst mit dem Alter der Befragten und erreicht bei einem Alter zwischen 50 und 59 Jahren sein Maximum. Ab diesem Punkt sinkt er wieder, wobei dieser Abstieg bei den weiblichen Befragten stärker ausgeprägt ist.[48] (s. Abbildung 2)

Abbildung 2: Befragungsergebnisse nach Alter und Geschlecht (in %, n = 8318)

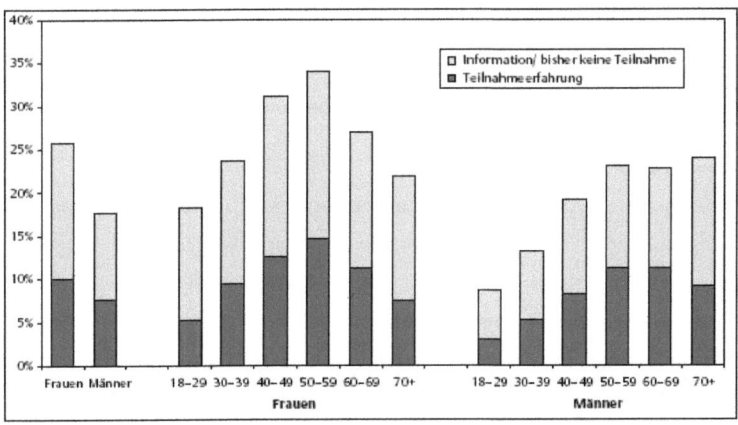

Quelle: Gaber, Hundertmark-Mayser (2005), S. 623.

Während sich die Beteiligungsraten bei Frauen und Männern im Alter von 50-59 und 60-69 Jahren mit 14,7/11,3% und 11,3/11,2% stark annähern, unterscheiden sich die Informationsraten jedoch erheblich. Die Informationsrate der Frauen hat ihr Maximum im Alter von 50-59 Jahren mit einem Wert von 34%, wogegen die Männer im gleichen Alter nur eine Rate von 23,2% aufweisen.

Die vorliegenden Daten unterstützen die aus den früheren Studien und Schätzungen hervorgegangene These einer Zunahme an Selbsthilfegruppen. Sie zeigen, dass es gegenüber den Daten aus 1995 einen Zuwachs der Beteiligungsrate von 4,2% auf

---

[48] Vgl. Ausführliche Angaben in Tabelle 1 im Anhang .

8,9 % gegeben hat. Der höhere Informationsgrad der Frauen kann mit deren höherem Interesse an Angehörigen-Selbsthilfegruppen und somit deren Engagement für die Gesundheit anderer begründet werden.[49]

Die Untersuchungen der Ergebnisse hinsichtlich der Schichtzugehörigkeit liefern ebenfalls ein klares Bild. Stellt man keine Altersdifferenzierung an wird deutlich, dass die Beteiligungsrate mit der sozialen Schicht steigt. Die Beteiligungsrate der Frauen aus der Unterschicht liegt bei 7,7 % steigt jedoch bei der Mittelschicht auf 10,4% und maximale 11,1% in der Oberschicht. Bei den Männern zeigt sich der gleiche Verlauf, jedoch mit jeweils geringeren Raten.

4.2 Kooperationen von Ärzten und Selbsthilfegruppen

Die Kooperation von Selbsthilfegruppen und professionellen Akteuren der Gesundheitsversorgung wurde bereits in Abschnitt 2.1 dieser Arbeit kurz erwähnt. Da diese jedoch im Laufe der Entwicklung und Ausbildung einen besonderen Stellenwert erhalten hat, soll anhand der im folgenden beschriebenen Studie die Intensität und der Umfang der Kooperation anhand empirischer Ergebnisse dargestellt werden..

4.2.1 Methodisches Vorgehen

Die Studie „Kooperation von Ärzten und Selbsthilfegruppen" unter der Leitung von Prof. W. Slesina wertet empirische Daten aus Regionalstudien der Regionen Ostwestfalen (Bielefeld, Kreis Gütersloh) und südliches Sachsen-Anhalt (Halle, Landkreis Wittenberg) aus den Jahren 2003 bis 2005 aus. Speziell für die Region Bielefeld/Gütersloh liegen bereits Daten aus dem Jahr 1989 vor, anhand derer ein Vergleich im zeitlichen Verlauf vorgenommen werden kann. Zusätzlich wurden jeweils sechs Abteilungen von zehn Akutkrankenhäusern in Sachsen-Anhalt um die Teilnahme an der Untersuchung gebeten.

In beiden Regionen wurden im Rahmen einer Vollerhebung Selbsthilfegruppen aus den unterschiedlichen Themenbereichen um die Beantwortung eines standardisierten Fragebogens gebeten. Ebenso wurden Ärzte im Rahmen einer 40% - Zufallsstichprobe entweder telefonisch oder auf Wunsch postalisch befragt. Tabelle 2 zeigt die Anzahl der Antworten sowie die Beteiligungsquote des jeweiligen Teilnehmerkreises.

---

[49] Vgl. Tabelle 1, Anhang 4.

Tabelle 2: Anzahl der Ärzte und Selbsthilfegruppen, die an den Befragungen teilnahmen.

Anzahl der Ärzte und Selbsthilfegruppen, die an den Befragungen teilnahmen			
	Bielefeld/Gütersloh	Halle/Saalkreis/ Wittenberg	Sachsen-Anhalt
Niedergelassene Ärzte	140 (47 %ª)	127 (58 %)	
Selbsthilfegruppen	167 (69 %)	100 (64 %)	
Krankenhausärzte (Abteilungen, Unterabteilungen)			42 (71 %)

ª Beteiligungsquote, bezogen auf die Stichprobe

Quelle: Slesina, Fink (2009), S. 31.

4.2.2 Ergebnisse der Befragung

Generelles Interesse an der Kooperation mit Ärzten zeigten über 70 % der befragten Gruppen, wobei die Gruppen mit gesundheits- oder suchtbezogenen Themenbereich die Mehrheit ausmachten. Selbsthilfegruppen psychisch Kranker zeigten ein deutlich geringeres Interesse.[50]

Mit Blick auf die letzten zwölf Monate des Befragungszeitraums gaben die befragten Gruppen die in Tabelle 3 gezeigten Antworten im Bezug auf die Intensität der Kontakte mit Ärzten. Demnach haben nur 26 % der Selbsthilfegruppen engen Kontakt zu Ärzten. Positiv ist zu bemerken, dass 54% bzw. 43% der Selbsthilfegruppen folglich unregelmäßigen Kontakt zu Ärzten haben.

Tabelle 3: Ergebnisse der Befragung zu Kontaktintensität:

	Bielefeld/Gütersloh	Halle/Wittenberg
fester, regelmäßiger Kontakt	26%	26%
Kein Kontakt	20%	31%

Quelle: eigene Darstellung Vgl. Slesina,Fink (2009), S. 31.

In der Erhebung wurden die Selbsthilfegruppen auch nach den Anliegen, mit welchen sie sich an die Ärzte wandten, befragt. Dabei näherten sich die Ergebnisse der beiden Regionen stark an. Zu den häufigsten Anliegen gegenüber den Ärzten zählen die Bitte um einen Vortrag, die Einladung zu einem Gruppentreffen, das Auslegen

---

[50] Hierfür wurden verschiedene Gründe angegeben. Unter anderem, dass man sich der Alltagsbewältigung widme und ärztlicher Beistand somit nicht gefragt sei. Vgl. Slesina, Fink (2009), S. 31.

von Informationsmaterial über die Selbsthilfegruppen in der Arztpraxis und die Beratung bei konkreten medizinischen Fragen. In Tabelle 4 sind die entsprechenden Häufigkeiten angegeben.

Tabelle 4: Anliegen der Selbsthilfegruppen an die Ärzte.

Mit welchen Anliegen wandten sich Selbsthilfegruppen in den letzten 12 Monaten an Ärzte? (Mehrfachangaben möglich)				
	Bielefeld/Gütersloh n = 167 SHG		Halle/Wittenberg n = 100 SHG	
	Rang	%	Rang	%
Bitte um Vortrag	1	44,3	1	35,0
Einladung zu einem Treffen	2	39,5	2	33,0
Auslegen von Infomaterial	3	37,1	3	31,0
Konkrete medizinische Frage	4	32,9	4	27,0
Zusenden von Infomaterial	5	29,3	5	26,0
Bitte um Betreuung/Begleitung	6	18,6	6	8,0
Vorstellen in der Praxis	7	7,8	7	4,0
Anderes Anliegen	–	18,0	–	14,0

Quelle: Slesina, Fink (2009), S. 32.

Im Gegensatz zu den Anliegen der Selbsthilfegruppen wurden die Ärzte bezüglich der praktisch umgesetzten Arten von Kontakten befragt. Diese Ausprägungen stimmen ebenso in beiden Regionen stark überein. Es fällt auf, dass sich die wichtigsten Anliegen der Selbsthilfegruppen auch unter den vorrangigen praktizierten Kooperationsformen befinden. Vergleicht man die Tabellen 4 und 5 wird deutlich, dass der Bitte um einen Vortrag mit 40,7% fast vollständig entsprochen wurde. Ebenso sind die Beratung zu einer medizinischen Frage und die Teilnahme an einem Gruppentreffen von den Ärzten zu 30% erfüllt worden. Man erkennt, dass die Selbsthilfegruppenarbeit von den Ärzten ernst genommen und auch in ihren expliziten Anliegen unterstützt wird. Die Ärzte sehen in Selbsthilfegruppen neben dem Nutzen für den Patienten auch einen Nutzen für die eigene Arbeit. Der Nutzen für die eigene Arbeit wird vor allem als Arbeitsteilung im Rahmen der psychosozialen Unterstützung beschrieben, welche vom Arzt aufgrund des Zeitmangels nicht ausreichend geleistet werden kann.

Tabelle 5: Arten der Kontakte zwischen Selbsthilfegruppen und Ärzten.

Welcher Art waren die Kontakte von Selbsthilfegruppen zu Ärzten in den letzten 12 Monaten? (Mehrfachangaben möglich)	Bielefeld/Gütersloh n = 167 SHG		Halle/Wittenberg n = 100 SHG	
	Rang	%	Rang	%
Vortrag eines Arztes	1	40,7	1	39,0
Arzt beriet zu medizinischer Frage	2	29,9	2	35,0
Arzt nahm an Gruppentreffen teil	3	29,3	3	31,0
Gremienarbeit	4	18,6	4	22,0
Arzt betreute Gruppe	5	11,4	5	13,0
Gruppe stellte sich vor	6	7,8	6	8,0
Andere Kooperationsformen	–	24,6	–	27,0

Quelle: Slesina, Fink (2009), S. 32.

Zusätzlich gaben 50% der Selbsthilfegruppen aufgrund ärztlicher Empfehlungen einen Zuwachs ihrer Mitgliederzahlen in den letzten zwölf Monaten an. Als Grund für die zahlreichen Anfragen der Selbsthilfegruppen bei den Ärzten wird vor allem das nicht ausreichende medizinische Fachwissen genannt. Auch wenn Selbsthilfegruppen wie in Abschnitt 2.2 erläutert über einen großen Wissensstand verfügen ist es für sie jedoch kaum möglich in der Fülle der Medieninformationen, Meldungen und Meinungen eine sachgerechte Bewertung vorzunehmen.[51]

Ebenso aufschlussreich ist die Betrachtung der Befragungsergebnisse im zeitlichen Vergleich für die Region Bielefeld/Gütersloh. Abbildung 3 zeigt die Unterschiede der Einstellung von Ärzten gegenüber Selbsthilfegruppen im Vergleich der Jahre 1989 und 2004. Man erkennt, dass sich eine positive Entwicklung zu Gunsten der Gesundheitsselbsthilfe ausgebildet hat.

---

[51] Vgl. Slesina, Fink (2009), S. 32.

Abbildung 3 :
Sichtweisen der Selbsthilfegruppen der Jahre 1989 und 2004 über die Einstellung
von Ärzten zu Selbsthilfegruppen.

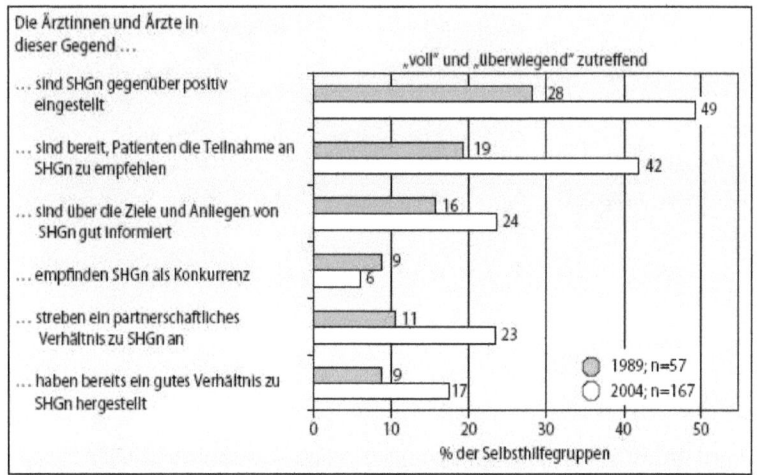

Zusammenfassend lässt sich erkennen, dass es einen Wandel der Einstellung
gegenüber der gesundheitsbezogenen Selbsthilfe gegeben hat. Die Ärzte erkennen
den Nutzen und fördern die Gruppen sogar speziell in ihren Anliegen. Die
Selbsthilfegruppen haben somit einen wichtigen Schritt in Richtung Kooperation im
Rahmen gegenseitiger Achtung getan.[52]

---

[52] Vgl. Slesina, Fink (2009), S. 32-33.

5. Zusammenfassung

Die Ergebnisse der vorgestellten Studien lassen sich gut mit den in den Kapiteln 2 und 3 erläuterten Informationen zur Selbsthilfe verknüpfen und bieten darüber hinaus tiefer gehende Erkenntnisse.

Der telefonische Gesundheitssurvey aus dem Jahr 2003 hat die allgemeine Annahme, dass prinzipiell mehr Frauen in der Selbsthilfe aktiv sind, bestätigt. Er verdeutlicht das größere Interesse von Frauen am Engagement an sich, da er auch nach dem Engagement in Selbsthilfegruppen für die Gesundheit anderer fragte. Die Ergebnisse decken sich mit dem allgemein besseren Gesundheits- und Vorsorgeverhalten von Frauen, wogegen bei Männern klar der Eigennutz der Selbsthilfearbeit im Vordergrund steht.[53]

Bezieht man die Ergebnisse auf das Kapitel 3, so wird die Wirksamkeit der beschriebenen Institutionen, vor allem der in 3.3 erläuterten Selbsthilfekontaktstellen, bestätigt. Die Erhebung hat gezeigt, dass die zunehmende Zahl der Selbsthilfekontakt- und -unterstützungsstellen Einfluss auf die Anzahl der Gesundheitsselbsthilfegruppen hat.

Die gewonnen Erkenntnisse zu Kooperationen zwischen Selbsthilfegruppen und Ärzten haben vor allem die verschiedenen Art von Hilfeleistungen vonseiten der Ärzte herausgestellt und somit Anknüpfungspunkte für weitergehende Beziehungen gebildet. Die in Kapitel 2.1 erwähnte Kooperation hat demnach einen deutlichen Wandel erfahren und völlig neue Bedeutung gewonnen. Der weitere Ausbau dieser Zusammenarbeit bleibt nur vonseiten der Selbsthilfegruppen kritisch zu betrachten, da in Zeiten des finanziellen Mangels eine Abschiebung von Aufgaben der professionellen Akteure an die Gesundheitsselbsthilfe nicht geschehen darf.[54]

Generell wird deutlich, dass ein qualitativ hochwertiges Gesundheitssystem nicht mehr auf die Kooperation mit der Gesundheitsselbsthilfe verzichten darf.

Eine zukünftige Perspektive stellt in diesem Zusammenhang ein verbessertes Schnittstellenmanagement dar, welches bei zunehmenden Kooperationen die bürokratischen Hürden überwindet und die Ergebnisqualität weiter steigern kann.

---

[53] Vgl. Gaber, Hundertmark-Mayser (2005), S. 623.
[54] Vgl. Slesina, Fink (2009), S. 37.

Anhang

Anhang 1:
Abbildung 1:
Darstellung der Struktur der Selbsthilfelandschaft in Deutschland.

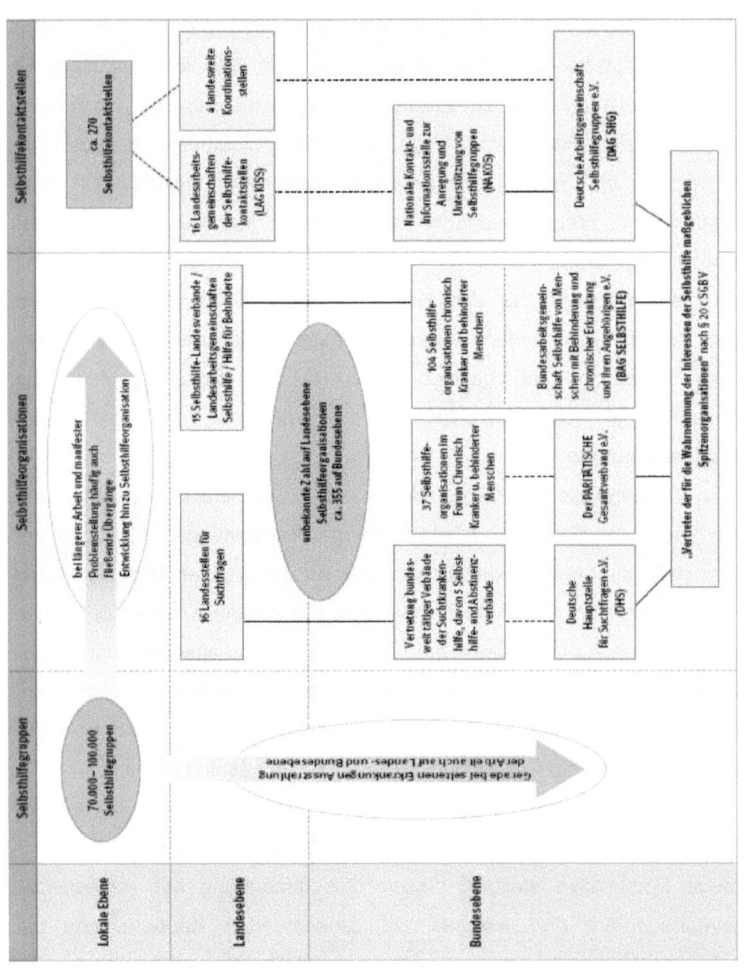

Quelle: Thiel (2008), S. 45.

Die Ermittlung des Sozialschichtindex nach Winkler

Seit den 70er-Jahren wird in epidemiologischen und soziologischen Studien die soziale Schicht typischerweise durch drei Merkmale beschrieben:

Bildung (Schulbildung und berufliche Ausbildung),

berufliche Stellung und

Einkommen.

Das Robert Koch Institut verwendet dabei den Index von Winkler (1998):

Insgesamt können maximal 21 Punkte (je ein Punktwert zwischen eins und sieben für Bildung, berufliche Stellung und Einkommen, adaptiert auf €) vergeben werden. Winkler unterscheidet nach Addition der Punktwerte drei Gruppen mit annähernd gleich großer Zahl von Punkten:

untere Sozialschicht 3–8 Punkte,

mittlere Sozialschicht 9–14 Punkte,

obere Sozialschicht 15–21 Punkte.

Fehlt aufgrund einer Antwortverweigerung eine der drei Variablen, so wird für diese das arithmetische Mittel der beiden anderen gebildet. Fehlen die Angaben von zwei oder mehr Variablen, kann kein Sozialschichtindex berechnet werden

Quelle: Vgl. Winkler (1998), S. 69 ff.

Tabelle 1: Ergebnisse nach Alter und Geschlecht.

	Information oder Teilnahme	Information/ bisher keine Teilnahme	Teilnahme-erfahrung	Beteiligung wegen eigener Gesundheit	Beteiligung wegen Gesundheit anderer
gesamt	21,8	13,0	8,9	5,0	4,3
Frauen	25,7	15,8	10,0	5,1	5,4
18–29 J.	18,3	13,1	5,2	2,1	3,2
30–39 J.	23,6	14,2	9,4	3,7	5,9
40–49 J.	31,1	18,5	12,6	5,9	7,2
50–59 J.	34,0	19,3	14,7	8,4	7,6
60–69 J.	27,0	15,7	11,3	6,8	5,3
70 + J.	22,0	14,4	7,5	4,7	3,6
Männer	17,6	10,0	7,7	4,9	3,1
18–29 J.	8,7	5,7	3,0	1,8	1,2
30–39 J.	13,1	8,0	5,2	2,6	2,8
40–49 J.	19,0	10,8	8,3	4,9	3,6
50–59 J.	23,2	11,8	11,3	7,1	4,6
60–69 J.	22,8	11,6	11,2	7,9	4,2
70 + J.	24,0	14,8	9,2	7,7	2,5

Quelle: Gaber, Hundertmark-Mayser (2005), S. 623.

Literaturverzeichnis

Badura, Bernhard (1983): Laienpotential, Patientenaktivierung und Gesundheitsselbsthilfe. München: Oldenbourg Verlag.

Borgetto, Bernhard (2004): Selbsthilfe und Gesundheit. Bern: Verlag Hans Huber.

Braun, Joachim (1989): Kontaktstellen und Selbsthilfe. Köln: Institut für sozialwissenschaftliche Analysen und Beratung.

Braun, Joachim (1994): Praxishandbuch für Selbsthilfekontaktstellen.3. Auflage. Köln: Institut für sozialwissenschaftliche Analysen und Beratung.

Braun, Joachim (1997): Selbsthilfe und Selbsthilfeunterstützung in der Bundesrepublik Deutschland. Köln: Institut für sozialwissenschaftliche Analysen und Beratung.

v. Ferber, Christian (1987): Gesundheitsselbsthilfe und professionelle Dienstleistung. Berlin Heidelberg: Springer Verlag.

Gaber, Elisabeth; Hundertmark-Mayser, Jutta (2005): Gesundheitsbezogene Selbsthilfegruppen – Beteiligung und Informiertheit in Deutschland. Berlin: Robert Koch Institut; Nationale Kontakt- und Informationsstelle zur Anregung und Unterstützung von Selbsthilfegruppen. URL: http://www.thieme-connect.de/ejournals/pdf/gesu/doi/10.1055/s-2005-858609.pdf

Moeller, Michael Lukas (1984): Psychologisch-Therapeutische Selbsthilfegruppen. Stuttgart: Verlag W. Kohlhammer.

Moeller, Michael Lukas (1996): Selbsthilfegruppen – Anleitung und Hintergründe Hamburg: Rowohlt Verlag

Olk, Thomas (1996): Selbsthilfe als Beitrag zur Weiterentwicklung des Sozialstaates. In : Braun, Joachim: Selbsthilfe 2000: Perspektiven der Selbsthilfe und ihrer infrastrukturellen Förderung. Köln: Institut für sozialwissenschaftliche Analysen und Beratung.

Röhrig, Peter (1991): Gesundheitsselbsthilfe: Praxishandbuch für die Unterstützung von Selbsthilfezusammenschlüssen. Stuttgart: Gustav Fischer Verlag.

Schielein, Tanja (2007): Selbsthilfe aus dem Cyberspace?
Stuttgart: Georg Thieme Verlag.
URL: http://www.thieme-connect.com/ejournals/pdf/psychiat-
praxis/doi/10.1055/s-2006-952041.pdf (Zugriff am 17.05.2009)

Slesina, Wolgang (2009): Kooperation von Ärzten und Selbsthilfegruppen -
Forschungsergebnisse. Heidelberg: Springer Medizin Verlag.
URL: http://www.springerlink.com/content/x7057778757r426n/fulltext.pdf

Teschke, Anne (2008): Onlinegruppen, Foren und Chats– ist das (noch) Selbsthilfe?
In NAKOS Info 97. Berlin: Nationale Kontakt- und   Informationsstelle zur
Anregung und Unterstützung von Selbsthilfegruppen.
URL: http://www.nakos.de/site/data/NAKOS/NAKOS- INFO97.pdf (Zugriff
am 17.05.2009)

Thiel, Wolfgang (2000): Kommunizieren ohne Angesicht: Chancen und Risiken des
Internets für die Selbsthilfe. In NAKOS 2000.
Berlin: Nationale Kontakt- und Informationsstelle zur
Anregung und Unterstützung von Selbsthilfegruppen.
URL: http://www.nakos.de/site/data/Thiel_InternetSH2000.pdf
(Zugriff am 17.05.2009)

Thiel, Wolfgang (2007): NAKOS Studien – Zahlen und Fakten.
Berlin: Nationale Kontakt- und Informationsstelle zur
Anregung und Unterstützung von Selbsthilfegruppen.
URL: http://www.nakos.de/site/data/NAKOS/NAKOS-Studien-1-2007.pdf
(Zugriff am 16.05.2009)

Winkler J (1998): Die Messung des sozialen Status mit Hilfe eines Index in den
Gesundheitssurveys der DHP. In: Ahrens W, Bellach B, Jöckel KH, eds.
Messung soziodemographischer Merkmale in der Epidemiologie.
Berlin: Robert-Koch-Institut

SGB V (2008):Fünftes Sozialgesetzbuch: Recht des öffentlichen Gesundheitswesens
Stand: 27.11.2007; München: Deutscher Taschenbuch Verlag

Gesundheitsberichterstattung des Bundes (2004):
Heft 23: Selbsthilfe im Gesundheitsbereich.
Berlin: Robert Koch Institut.